前　言

　　穴位埋线疗法是针刺疗法留针理念的延伸和发展，该疗法在全国推广良好，我国埋线专家杨才德副主任医师在穴位埋线与针刀疗法基础上发明了新型埋线工具——埋线针刀。埋线针刀及其技术综合了穴位埋线长效针刺作用与针刀松解作用，是中西医结合的微创介入疗法，属于中医外治法的范畴，目前在我国各地临床应用广泛。

　　埋线针刀疗法具有穴位埋线、针刀松解、穴位注射的作用，解决了线体排异反应和可吸收外科缝线线软的难题，降低了神经、血管等特殊部位的操作风险，融合了即刻松解与长效针刺的治疗方法，显著提高了临床疗效，扩大了临床应用范围。

　　编写、制定和发布《埋线针刀技术操作规范》的目的在于为埋线针刀临床操作提供技术规范，使埋线针刀疗法的临床应用更加规范、安全，促进埋线针刀疗法的推广应用。

　　本规范规定了埋线针刀技术操作适用范围、术语和定义、操作步骤与要求、注意事项、适宜病证、禁忌和施术过程中可能出现的不良反应及处理措施。

　　本规范的附录 A 为资料性附录，附录 B、附录 C、附录 D、附录 E 为规范性附录。

　　本规范由甘肃省针灸学会发布施行。

　　本规范编制单位：甘肃省针灸学会穴位注射埋线专业委员会、兰州大学第一医院、甘肃中医药大学。

　　本规范主要参与人员：杨才德、刘安国、马重兵、刘文韬、李登科。另外，特别感谢以下人员：摄影：吕飞；绘图：陆天宝；模特：马泽、吕飞。

1　适用范围

本规范规定了埋线针刀技术操作的术语和定义、操作步骤与要求、注意事项和禁忌。本部分适用于埋线针刀技术操作。

2　规范性引用文件

下列文件中的条款通过本规范的引用而成为本规范的条款。凡是标注日期的引用文件，其后所有的修改单（不包括勘误的内容）或修订版均不适用于本部分。凡是不注日期的引用文件，其最新版本适用于本部分。

GB 15811—2016 一次性使用无菌注射针

GB 15981—1995 消毒与灭菌效果的评价方法与标准

YY1116—2010 可吸收性外科缝线

GB/T 21709—2008 针灸技术操作规范

3　术语和定义

下列术语和定义适用于埋线针刀技术操作规范。

3.1　埋线针刀 acupoint catgut embedding and acupotomy

埋线针刀是具有针刃的管形针具，具有切割、埋线与注射功能。

3.2　刺 acupuncture

指用特制的针具进入人体，进行系列操作的动作。

3.3　切 cut

指带刃工具进入人体，在前进的过程中切割组织。

3.4　摆 sway

指针具成功穿刺进入人体后，操作者以皮肤为支点，摆动针具的动作。

3.5　刃口线 cutting edge line

针具末端与"斜面"相平行的"面"形成的线。

3.6　纵横切摆 cut and sway in transverse and vertical aspect

纵横是指针具刃口线的方向和针具在平面空间上移动的方向与动作；切摆是指针具在立体空间上移动的方向与动作。

3.6.1 纵切 cut in vertical aspect

纵向纵切是针刀的方向为纵向，切割的动作在纵轴的方向上运动。

横向纵切是针刀的方向为横向，切割的动作在纵轴的方向上运动。

3.6.2 横切 cut in transverse aspect

纵向横切是针刀的方向为纵向，切割的动作在横轴的方向上运动。

横向横切是针刀的方向为横向，切割的动作在横轴的方向上运动。

3.6.3 纵摆 sway in vertical aspect

是针体在纵轴的方向上摆动。

3.6.4 横摆 sway in transverse aspect

是针体在横轴的方向上摆动。

3.7 切摆 cut and sway

是指先切后摆，或先摆后切。

3.8 阳性点 positive reaction point

是埋线针刀操作治疗点，包括痛点、压痛点、条索、结节、异常皮损等部位。

3.9 停退改进 stop, backwards, changing and insertion

埋线针刀刺入治疗点后，到达既定深度未触及骨面，则停止继续刺入动作，退针稍许，改变进针角度及方向，再次缓慢推进。

3.10 线体对折旋转埋线术 catgut embedding therapy with thread folded in rotation

埋线针刀不要针芯，取一段可吸收性外科缝线，放入针的前端，线在孔内孔外的长度基本保持相同，刺入穴位时，线在针尖处被压形成对折，在确保针孔外的线体进入皮肤并获得针感后，旋转针体360°后，退出针体。

4 操作步骤与要求

4.1 施术前准备

4.1.1 工具选择

应根据病情需要和操作部位选择不同型号的埋线针刀和可吸收性外科缝线。所选刀具应光滑、无锈蚀，刀刃应锐利、无卷刃，刀柄应牢固、无松动；可吸收性外科缝线应符合YY1116的要求。

4.1.2 治疗点选择

应根据患者病情选取适当的阳性点，即病变组织解剖结构的体表投影点。常用埋线针刀操作技术治疗点选择见附录 A。

4.1.3 体位选择

应选择患者感觉舒适、医者便于操作的体位。

4.1.4 环境要求

应注意环境清洁卫生，避免污染。工作人员应穿无菌手术衣，戴一次性口罩和手术帽。

4.1.5 消毒

4.1.5.1 器械消毒

根据材料选择适当的消毒或灭菌方法，应达到国家规定的医疗用品卫生标准以及消毒与灭菌标准。

4.1.5.2 部位消毒

用 0.5% 的碘伏在施术部位由中心向外环行消毒。也可采用 2% 碘酒擦拭，再用 75% 乙醇脱碘的方法。然后铺无菌洞巾，治疗点应该在洞巾中间。

4.1.5.3 术者消毒

医生双手应用肥皂水清洗、流水冲净，再用 75% 乙醇或 0.5% 碘伏擦拭，然后戴无菌手套。

4.2 施术方法

4.2.1 麻醉

在定点处旁开一定距离处选择进针点，局部皮肤消毒后施行局部麻醉，局部麻醉方法见附录 B。

4.2.2 持针

术者左手拇指再次定点并按压固定皮肤，右手拇指、食指持穿有可吸收性外科缝线的埋线针刀，右手中指及无名指指端支于操作点旁，将埋线针刀的开孔斜面及外露线体朝左手拇指，刃口线与身体纵轴平行，使刃口线与重要血管、神经及肌腱走行方向平行，针体与皮面切线位垂直。

4.2.3 进针

快速刺入皮肤，缓慢推进到达治疗效果深度。

4.2.4 留线

将埋线针刀旋转 360°，稍退针身。

4.2.5 切摆

切开浅、深筋膜及由该处经过的肌组织，呈线状切开 2～4 刀，然后选择性地行纵横切摆手法，以针下有松动感为度。

4.2.6 穴位注射

将抽好药物或者气体（如臭氧等）的注射器去除针头，接至埋线针刀针尾，回抽无血液，注入物质。

4.2.7 退针

缓慢退出埋线针刀，用无菌干棉球（签）按压针孔止血。

4.2.8 术后

宜用无菌敷料包扎，保护创口 3 ～ 5 日。患者宜卧床 30 分钟，防止施术部位出血。密切关注患者生命体征，出现异常变化时，应及时对症处理。

5 埋线针刀疗法的适应证和疗程

5.1 应根据疾病的特点、病人的病情选择适当的治疗方法。

5.2 治疗间隔及疗程根据病情及所选部位对线的吸收程度而定，间隔时间可为 2 个星期至 1 个月；3 次或者 6 次为一个疗程。

6 注意事项

6.1 埋线针刀治疗前，患者应签署知情同意书。

6.2 线在使用前可使用适当的药液、生理盐水浸泡一定时间，应保证溶液的安全无毒和清洁无菌。

6.3 操作过程应保持无菌操作，埋线针刀操作后创面应保持干燥、清洁，防止感染。

6.4 注意断针的预防和处理，断针的预防和处理方法见附录 C。

6.5 若发生晕针应立即停止治疗，按照晕针处理，见 GB/T 21709。

6.6 埋线针刀操作后，拟留置体内的可吸收性外科缝线线头不应露出体外，如果暴露体外，应给予相应处理，处理方法见附录 D。

6.7 埋线针刀操作后应进行定期随访，并及时处理术后反应。术后反应的处理方法见附录 E。

6.8 有出血倾向的患者慎用埋线针刀疗法。

7 禁忌

7.1 应根据不同治疗部位选择适当的深度和角度,治疗的部位不应妨碍机体的正常功能和活动。应避免伤及内脏、脊髓、大血管和神经干,不应埋入关节腔内。

7.2 皮肤局部有皮肤病、炎症或溃疡、破损者。

7.3 有其他各种疾病导致皮肤和皮下组织吸收和修复功能障碍者。

7.4 凝血机制障碍或有心、脑、肾脏衰竭者,或患有严重代谢性疾病者,或施术部位有重要血管、神经及重要脏器而施术时无法避开者。

7.5 孕妇的小腹部和腰骶部,以及其他一些忌用针灸的穴位。

7.6 患者精神紧张、大汗、劳累后或饥饿时。

附录 A

（资料性附录）

埋线针刀技术常用治疗点

各种慢性软组织损伤疾病，选取损伤部位相应肌肉、韧带、筋膜在骨面起止点的体表投影点；神经卡压综合征，选取卡压部位 Tinel 征阳性点旁开 0.5cm 处；脊柱相关疾病，选取相应脊柱棘突、棘间、两侧关节突关节囊及横突部位的体表投影点。

A.1 星状神经节点（手卡指压式星状神经节埋线术）

A.1.1 体位

仰卧位，使枕部与背部处于同一高度或将一薄枕置于双肩下，使头尽量后仰，以充分暴露颈部。面向上方，颏部抬向前。口微张开以减小颈前肌张力，且易触及第六颈椎横突。操作右侧星状神经节时，操作者应位于病人的右侧，操作左侧星状神经节时，操作者应位于病人头侧。术区常规消毒，戴无菌手套。

A.1.2 定点

术者左手拇指在"定位"处接触皮肤，轻轻按压，以病人可耐受为度，当触及颈动脉搏动时，把颈动脉控制在指腹下，将胸锁乳突肌、颈总动脉、颈内静脉推向外侧，使之与气管、食管分开，再继续轻柔地向下按压，可触及明显的抵抗感，此为 C_6 横突前结节，标记之，此为"进针点"。

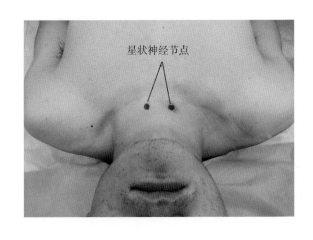

星状神经节点

A.1.3 操作

A.1.3.1 手卡

术者左手四指与拇指分开，四指抵于薄枕或者紧靠于患者颈部，做卡颈状动作，以确保操作时押手的相对稳定。

A.1.3.2 指压

拇指在"定位"处再次做"定点"时的动作，以确保"进针点"的准确性，然后松开拇指，使拇指轻轻触及皮肤；右手持针，针斜口面对拇指，针尖触及"进针点"皮肤，拇指与针尖同时向下移动，拇指将胸锁乳突肌、颈总动脉、颈内静脉推向外侧，触及颈动脉搏动，确认已经把颈动脉控制在指腹下。

A.1.3.3 穿刺

继续向下移动，当到达 C_6 横突前结节时有明显的抵抗感，稍作停顿后，左手拇指固定，右手向下快速突破，针尖所到之处即为 C_6 横突前结节；退针 0.2cm，右手持针固定不动，左手拇指轻轻抬起，以颈部皮肤随之而起为度，此时标志穿刺获得成功。

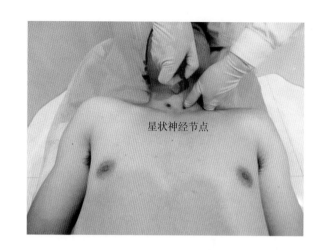

之后，进行下一步操作（注射、埋线或者松解），出针，按压片刻，用创可贴贴敷即可。

A.1.4 主治

A.1.4.1 全身性疾患

自主神经功能紊乱、原发性高血压、原发性低血压、甲状腺功能亢进、甲状腺功能低下、糖尿病、厌食症、过食症、体位性血压异常、失眠症、全身多汗症、眩晕、全身性白癣、皮肤瘙痒、脂溢性皮炎、脑卒中后疼痛、多发性硬化、重症肌无力、带状疱疹、单纯性疱疹、传染性单核细胞增多症、慢性疲劳综合征、反射性交感神经萎缩症、幻肢痛、断肢痛。

A.1.4.2 头部疾患

脱发、头痛（包括偏头痛、紧张性头痛、群集性头痛、颞动脉炎性头痛）、脑血栓、脑血管痉挛、脑梗死等。

A.1.4.3 面部疾患

周围性面神经麻痹、非典型性面部疼痛、咀嚼肌综合征、下颌关节综合征。

A.1.4.4 眼部疾患

视网膜血管闭塞、视网膜色素变性症、葡萄膜炎、视神经炎、黄斑囊样水肿、角膜溃疡、白内障、瞳孔紧张症、飞蚊症、视觉疲劳、屈光异常。

A.1.4.5 耳鼻喉科疾患

慢性副鼻窦炎、急性副鼻窦炎、过敏性鼻炎、突发性难听、分泌性中耳炎、梅尼埃病、良性发作性眩晕、鼻塞、扁桃体炎、耳鸣、咽喉部感觉异常症、嗅觉障碍。

A.1.4.6 口腔疾患

拔牙后疼痛、舌痛症、口内炎、舌炎、口唇炎、口内黏膜干燥症。

A.1.4.7 颈肩及上肢疾患

上肢血液循环障碍性疾病(如雷诺病、急性动脉闭塞症、颈肩臂综合征、外伤性颈部综合征、胸廓出口综合征、肩关节周围炎、术后浮肿、乳腺切除术后综合征)、网球肘、腱鞘炎、颈椎病、关节炎、掌多汗症、冻伤、冻疮、甲周围炎、甲纵裂症、腋臭。

A.1.4.8 循环系统疾患

心肌梗死、心绞痛、窦性心动过速、心脏神经官能症。

A.1.4.9 呼吸系统疾患

慢性支气管炎、肺栓塞、肺水肿、过度换气综合征、支气管哮喘。

A.1.4.10 消化系统疾患

过敏性肠炎、溃疡性结肠炎、胃炎、胃溃疡、克隆恩病、便秘、腹泻、痔疮等。

A.1.4.11 妇产科疾患

月经异常、经前紧张症、月经困难症、围绝经期综合征、子宫切除后自主神经功能紊乱症、女性不孕症。

A.1.4.12 泌尿科疾患

神经性尿频、夜尿症、尿失禁、肾盂肾炎、IgA肾病、游走肾、前列腺炎、男性不育症。

A.1.4.13 腰及下肢疾患

腰痛症、膝关节痛、足癣、肢端红痛症、鸡眼、冻伤及冻疮。

A.2 蝶腭神经节点(三点一线式蝶腭神经节埋线术)

A.2.1 体位

患者取仰卧位、侧卧位,或端坐位。

A.2.2 定点

蝶腭神经节点为颧弓下缘与下颌骨冠突后缘交界处的体表投影点。拇指按在下颌骨乙状切迹内,指尖处即为进针点。

A.2.3 操作

常规消毒,并戴无菌手套。刺手持针,针刺方向与额状面呈15°,与矢状面呈75°,与水平面呈15°,总的进针方向为前内上。触摸同时,

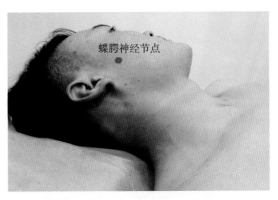

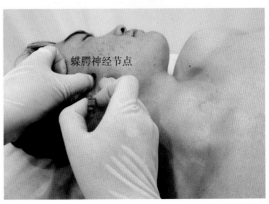

让患者头向对侧适当倾斜，并稍许向后仰，将神经节、进针点、术者视线三点连成一线，即可使进针点抬高至与蝶腭神经节位置等高，只需向前平行刺进，更易命中。缓慢提插，探索进针，当到达蝶腭神经节时，可获得明显的针感，即同侧目内眦下至口角有麻木、胀、重感；齿痛或放电样酸胀感；同侧面部产生剧烈电击感；鼻内有喷水样感；鼻腔紧缩感；鼻内吹风样感。上述针感可单独出现，亦可同时出现。

A.2.4　主治

蝶腭神经节埋线主治鼻炎、咽炎、扁桃体炎、面瘫等。

A.3　颈动脉窦点（分筋拨脉式颈动脉窦埋线术）

A.3.1　体位

患者取仰卧位。

A.3.2　定点

颈动脉窦点位于平甲状软骨上缘、胸锁乳突肌前缘颈动脉搏动处。

A.3.3　操作

A.3.3.1　术前准备

术区消毒，戴无菌手套，术者左手四指与拇指分开，四指抵于薄枕，或者紧靠于患者颈部，做卡颈状动作，以确保操作时押手的相对稳定。

A.3.3.2　分筋拨脉

拇指指腹感受颈动脉搏动，用指腹及指尖分开胸锁乳突肌，将颈动脉搏动控制于指腹一侧。

A.3.3.3　穿刺

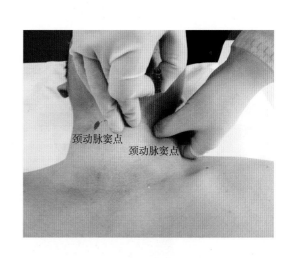

右手持针，针斜口面对拇指，针尖触及"进针点"皮肤，拇指与针尖同时向下移动，拇指将胸锁乳突肌、颈总动脉、颈内静脉推向外侧，触及颈动脉搏动，确认已经把颈动脉控制在指腹下；继续向下移动，当到达 C_4 横突前结节时有明显的抵抗感，稍作停顿后，左手拇指固定，右手向下快速突破，针尖所到之处即为 C_4 横突前结节；退针 0.2cm，右手持针固定不动，左手拇指轻轻抬起，以颈部皮肤随之而起为度，此时标志穿刺成功。

之后，进行下一步操作（注射、埋线或者松解），出针，按压片刻，创可贴贴敷即可。

A.3.4　主治

颈动脉窦埋线主治高血压等心血管疾病。

A.4　迷走神经点（推寰循经式迷走神经埋线术）

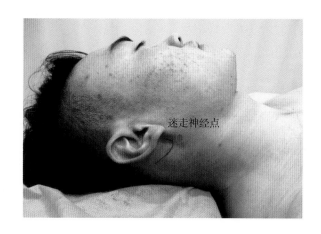

迷走神经点

A.4.1　体位

患者取仰卧位。

A.4.2　定点

迷走神经点位于乳突尖下方、寰椎横突前缘处。

A.4.3　操作

以穿刺右侧为例，施术者立于患者右侧，左手四指握于患者项部，左手拇指紧压寰椎横突尖，右手持埋线针刀，刀口线与人体纵轴平行，针体与冠状面平行，快速突破皮肤，向前方调整针尾，使针体与冠状面成 15° 夹角，与矢状面成 75° 夹角，缓慢推进 5 ～ 7mm，旋转埋线针刀，留线，缓慢出针，按压针孔片刻。

A.4.4　主治

迷走神经点埋线主治消化系统、呼吸系统、泌尿系统、生殖系统、内分泌系统、免疫系统、神经系统和循环系统的疾病，如甲状腺功能异常、冠心病、高血压、心律失常、慢性胃炎、结肠炎、胃肠道功能紊乱、2 型糖尿病、癫痫、抑郁症、性功能障碍等。

A.5　枕五针

A.5.1　定点

项中点：头后正中线上，枕外隆突正中向下 2.0 ± 0.5cm 处。

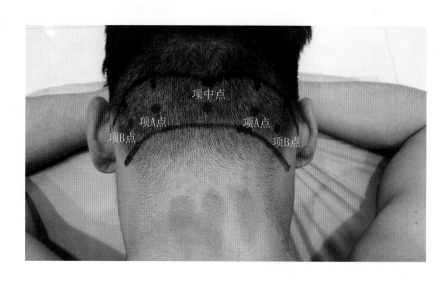

项中点
项A点　　项A点
项B点　　　　项B点

项 A 点：枕外隆突正中向下 2.0 ± 0.5cm，旁开 2.0 ± 0.5cm 处，左右各一点。

项 B 点：枕外隆突正中向下 2.0 ± 0.5cm，旁开 4.0 ± 0.5cm 处，左右各一点。

A.5.2 简便取点

枕外隆凸与乳突的弧形连线即上项线，向下平移 2.5 ± 0.5cm 即为下项线，将一侧的上、下项线形成的区域分三等份，中内 1/3 点即为项 A 点，中外 1/3 点即为项 B 点。项 A 点及项 B 点左右各一点。枕五针均应在上项线和下项线之间的区域内。

A.5.3 主治

枕五针埋线主治头晕、头痛等。

A.6 椎五针

A.6.1 定点

项 A 点：同上。

枢中点：枢椎棘突中间一点。

枢外点：枢椎棘突左右各一点。

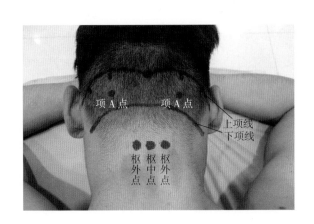

A.6.2 主治

椎五针埋线主治椎动脉型颈椎病及交感神经型颈椎病等。

A.7 项五针

A.7.1 定点

项中点：同上。

枢外点：枢椎棘突左右各一点。

肩胛点：肩胛骨内上角左右各一。

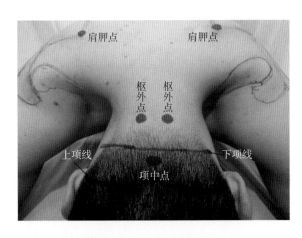

A.7.2 主治

项五针埋线主治颈型颈椎病、项韧带钙化及肩胛提肌损伤等。

A.8 颈五针

A.8.1 定点（以第四、五颈椎为例）

颈中点：后正中线第四、五颈椎棘突之间一点。

关节柱点：第四、第五颈椎棘突旁开 2cm 各一点。

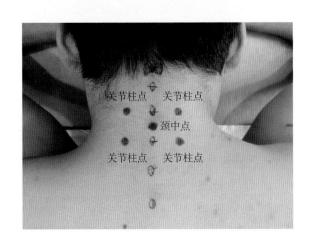

A.8.2　主治

颈五针埋线主治神经根型颈椎病等。

A.9　冈五针 + 峰一针 + 喙一针

A.9.1　定点

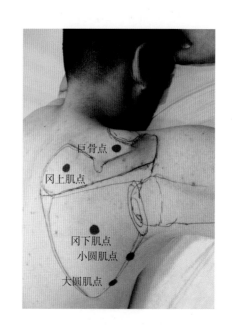

冈上肌点：位于冈上窝内阳性点处，相当于秉风穴处，故也称秉风点。

冈下肌点：位于冈下窝内阳性点处，相当于天宗穴处，故也称天宗点。

大圆肌点：位于肩胛骨外侧缘大圆肌阳性点处。

小圆肌点：位于肩胛骨外侧缘小圆肌阳性点处。

巨骨点：位于肩胛冈与锁骨肩峰端之间凹陷处，相当于巨骨穴处。

肩峰点：位于肩峰最外侧端与肱骨大结节之间的缝隙，其深层为肩峰下滑囊。

喙突点：位于喙突之阳性点处。

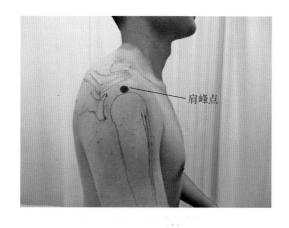

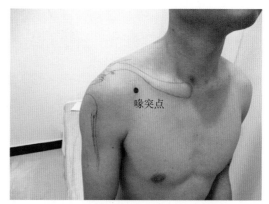

A.9.2　主治

以上穴位埋线主治肩周炎、冈上肌损伤、冈下肌损伤、大圆肌损伤、小圆肌损伤、肩胛上神经卡压综合征、肩峰下滑囊炎等。

A.10　菱五针

A.10.1　定点

大椎点：第七颈椎棘突和第一胸椎棘突的中点凹陷中。

小菱点：第六、七颈椎棘突两侧阳性点，左右各一共两点。

大菱点：第一至第四胸椎棘突两侧阳性点，左右各一共两点。

A.10.2　主治

菱五针埋线主治菱形肌损伤、背肌筋膜炎等。

A.11　突五针

A.11.1　定点

腰中点：正中线上，在病变腰椎椎间盘上下棘突之间一点，或者阳性点。

关节突关节点：病变腰椎椎间盘上下棘突旁开 2.5 ~ 3cm（或阳性点），共四点。

A.11.2　主治

突五针埋线主治腰椎间盘突出症等。

A.12　损五针

A.12.1　定点

腰中点：同上。

横突点：腰椎横突尖端压痛最明显处，共四点。多见于第三及第五腰椎横突。

A.12.2　主治

损五针埋线主治腰肌劳损、腰三横突综合征、髂腰韧带损伤等。

A.13　臀五针

A.13.1　定点

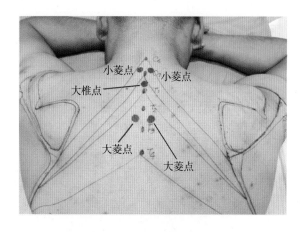

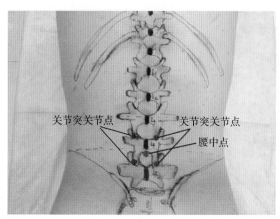

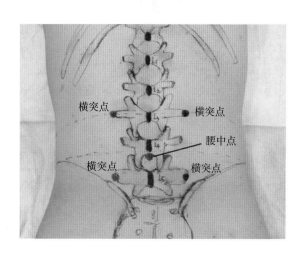

髂前点：髂前上棘后缘约 2cm 附近的阳性点。

臀上点：髂前上棘与髂后上棘之间的髂嵴上缘下方约 3cm 附近的阳性点。

臀中点：髂前、髂后上棘连线的中点附近的阳性点。

环跳点：在股外侧部，侧卧屈股，股骨大转子最凸点与骶管裂孔连线的外 1/3 与中 1/3 交点附近处的阳性点。

转子上点：股骨大转子尖的上方凹陷中的阳性点（转子尖上 2 ~ 3cm 处）。

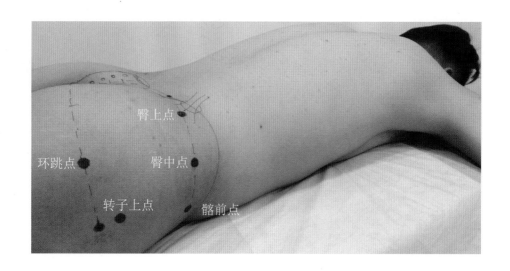

A.13.2 主治

臀五针埋线治疗臀上皮神经卡压综合征、臀中肌损伤、梨状肌综合征、膝骨关节炎、坐骨神经痛等。

A.14 膝五针

A.14.1 定点

血海点：屈膝，在大腿内侧，髌底内侧端上 3.5 ± 0.5cm，当股四头肌内侧头的隆起处。

梁丘点：屈膝，在大腿前面，当髂前上棘与髌底外侧端的连线上，髌底上 3.5 ± 0.5cm。

内膝眼点：屈膝，在髌骨与髌韧带内侧凹陷处。

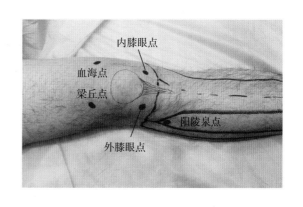

外膝眼点：屈膝，在髌骨与髌韧带外侧凹陷处。

阳陵泉点：在小腿外侧，当腓骨头前下方凹陷处，即皮下为腓骨长肌、趾长伸肌。

A.14.2 主治

膝五针埋线主治膝骨关节炎、膝痛症等。

A.15 肘五针

A.15.1 定点

外上髁点：肱骨外上髁处的阳性点。

内上髁点：肱骨内上髁处的阳性点。

旋前圆肌点：旋前圆肌走行处的阳性点。

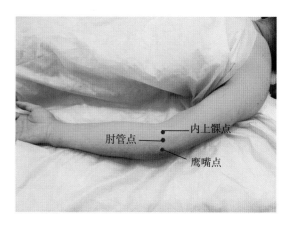

鹰嘴点：尺骨鹰嘴处的阳性点。

肘管点：肱骨内上髁后方及尺骨鹰嘴间（尺神经沟）的内侧缘。

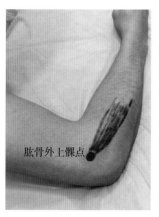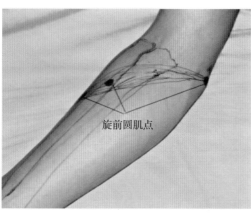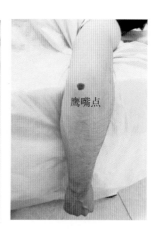

A.15.2　主治

肘五针埋线主治肱骨外上髁炎、肱骨内上髁炎、旋前圆肌综合征、尺骨鹰嘴滑囊炎、肘尺管综合征等。

A.16　腘五针

A.16.1　定点

腓内点：腓肠肌内侧头起点处的阳性点。

腓外点：腓肠肌外侧头、跖肌起点处的阳性点。

腘肌点：腘肌起止点之间的阳性点。

腓骨头点：比目鱼肌起点，或股二头肌止点，或者膝外侧副韧带处的阳性点。

鹅足点：缝匠肌、股薄肌、半膜肌、半腱肌止点、膝内侧副韧带处的阳性点。

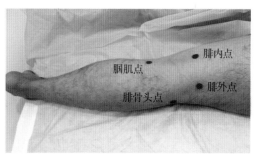

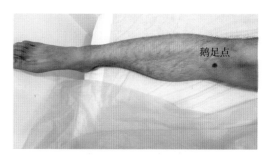

A.16.2　主治

腘五针埋线主治膝骨关节炎、膝痛症等。

A.17　足五针

A.17.1　定点

内踝后上点、内踝后下点：内踝后缘的上下 2 点（相距约 1cm）。跖管内神经等各内容物为后上、前下斜线方向走行，与小腿纵轴线前下方约呈 30°

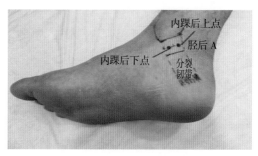

角，即在胫后动脉搏动的前上部。

跗骨窦口点：外踝前下方凹陷中，相当于丘墟穴，穿刺针可到达其内踝下缘处的照海穴。

足底内侧点、足底外侧点：作足内踝及外踝的垂线，并在足底连线，把足底的线段平均分成 3 等分，内侧的等分点为足底内侧点，外侧的等分点为足底外侧点。

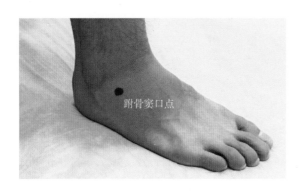
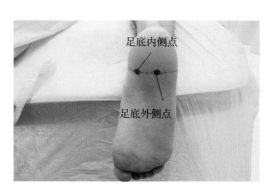

A.17.2　主治

足五针埋线主治跖管综合征、跗骨窦高压综合征等、跟骨骨刺等。

A.18　掌五针

A.18.1　定点

腕近点：掌长肌腱尺侧缘掌指端延长线上，距离远端腕横纹 0.5cm 处。

腕远点：掌长肌腱尺侧缘掌指端延长线上，距离远端腕横纹 1.5cm 处。

列缺点：桡骨茎突最高点或者阳性点。

拇指点：拇指掌指横纹近侧缘凹陷处（骨沟）阳性点。

四指点：掌指关节掌侧阳性点。

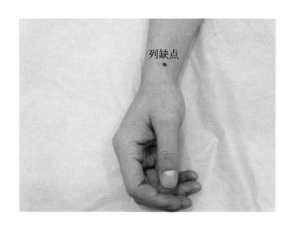
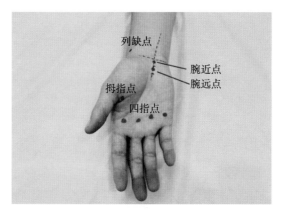

A.18.2 主治

掌五针埋线主治腕管综合征、桡骨茎突狭窄性腱鞘炎、腱鞘炎等。

A.19 股五针

A.19.1 定点

转子上点：股骨大转子尖的上方凹陷中的阳性点（转子尖上 2 ~ 3cm 处）。

转子前点：腹股沟韧带中点（股动脉搏动处）垂直向下 2 ~ 3cm，再平行向外 2 ~ 3cm 处。

转子后点：髂后下棘与股骨大转子最外侧点连线的中外 1/3 点处。

小转子点：股骨小转子处。

耻长薄短大点：耻骨支下方和坐骨支前方之内收肌附着处的阳性点。

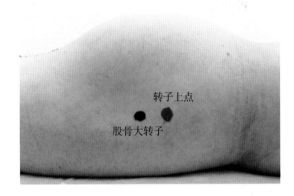

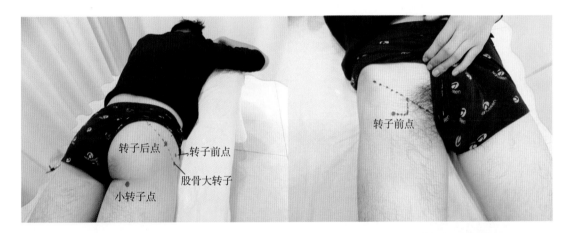

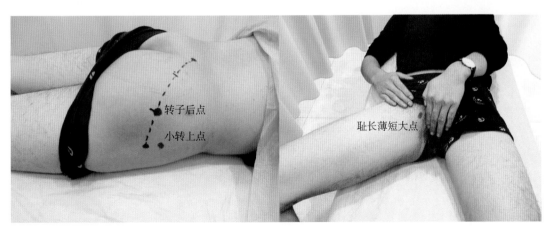

A.19.2　主治

股五针埋线主治股骨头坏死等。

A.20　强五针

A.20.1　定点

星状神经节点：第六颈椎横突前结节略下方处。

迷走神经点：乳突尖下方、寰椎横突前缘处。

脊中点：脊椎棘突之间点。

关节突点：脊椎关节突关节点。后正中线旁开 2.5 ~ 3cm 点（或阳性点）。

横突点：脊椎横突尖点，以及脊椎横突之间阳性点。

A.20.2　主治

强五针埋线主治强直性脊柱炎等。

A.21　湿五针

A.21.1　定点

星状神经节点：第六颈椎横突前结节略下方处。

迷走神经点：乳突尖下方、寰椎横突前缘处。

膈俞点：第七胸椎棘突下旁开 1.5 寸。

脾俞点：第十一胸椎棘突下旁开 1.5 寸。

肾俞点：第二腰椎棘突下旁开 1.5 寸。

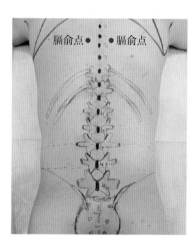 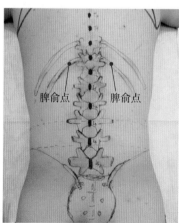 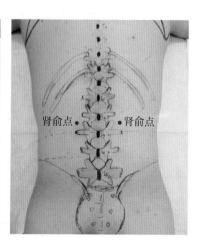

A.21.2　主治

湿五针埋线主治类风湿性关节炎等。

A.22 疱五针

A.22.1 定点

星状神经节点：第六颈椎横突前结节略下方处。

夹脊穴点：脊柱各椎棘突下两侧，后正中线旁开 0.5 寸。

脾俞点：第十一胸椎棘突下旁开 1.5 寸。

肾俞点：第二腰椎棘突下旁开 1.5 寸。

天应穴点：疱疹局部。

A.22.2 主治

疱五针埋线主治带状疱疹等。

A.23 齿五针

A.23.1 定点

蝶腭神经节点：颧弓下缘、下颌骨乙状切迹内、髁突与冠突之间略下方 1～2cm 处。

颊车点：下颌角前上方，耳下大约一横指处，咀嚼时肌肉隆起时出现的凹陷处。

牙痛点：耳垂正前方正中间处，在耳前下颌骨外缘凹陷处。

合谷点：在手背第一、二掌骨间，当第二掌骨桡侧的中点处。

太冲点：位于足背侧，第一、二跖骨结合部之前凹陷处。

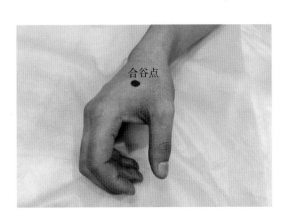

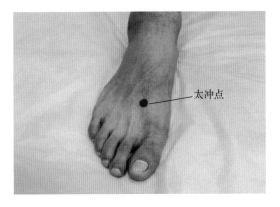

A.23.2 主治

齿五针埋线主治各类牙痛等。

A.24 胃五针

A.24.1 定点

星状神经节点：第六颈椎横突前结节略下方处。

迷走神经点：乳突尖下方、寰椎横突前缘处。

足三里点：在小腿前外侧，当犊鼻下 3 寸，距胫骨前缘一横指（中指）。

内关点：当曲泽与大陵的连线上，腕横纹上 2 寸，掌长肌腱与桡侧腕屈肌腱之间。

胃俞点：第十二胸椎棘突下旁开 1.5 寸。

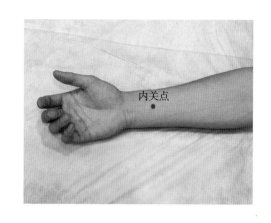

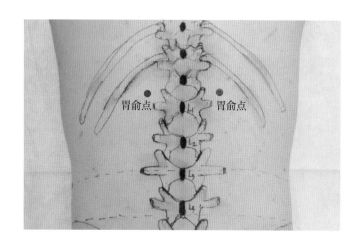

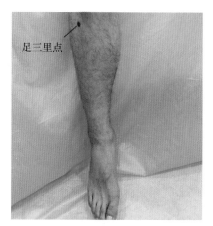

A.24.2 主治

胃五针埋线主治胃痛等。

A.25 腹五针

A.25.1 定点

星状神经节点：第六颈椎横突前结节略下方处。

迷走神经点：乳突尖下方、寰椎横突前缘处。

公孙点：足内侧缘，当第一跖骨基底部的前下方。

脾俞点：第十一胸椎棘突下旁开 1.5 寸。

足三里点：在小腿前外侧，当犊鼻穴下 3 寸，距胫骨前缘一横指（中指）。

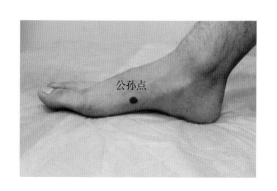

A.25.2 主治

腹五针埋线主治腹痛等。

A.26 经五针

A.26.1 定点

星状神经节点：第六颈椎横突前结节略下方处。

迷走神经点：乳突尖下方、寰椎横突前缘处。

次髎点：在髂后上棘与后正中线之间，适对第二骶后孔。

十七椎下点：在腰部，当后正中线上，第五腰椎棘突下，俯卧取之。

三阴交点：在小腿内侧，当足内踝尖上 3 寸，胫骨内侧缘后方。

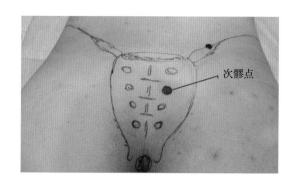

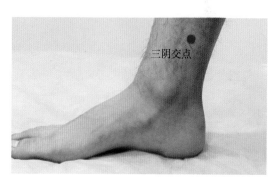

A.26.2 主治

经五针埋线主治月经不调、痛经等。

A.27 痛风五针

A.27.1 定点

星状神经节点：第六颈椎横突前结节略下方处。

迷走神经点：乳突尖下方、寰椎横突前缘处。

脾俞点：第十一胸椎棘突下旁开 1.5 寸。

肾俞点：第二腰椎棘突下旁开 1.5 寸。

丰隆点：位于小腿前外侧，外踝尖上 8 寸，胫骨前缘外二横指（中指）处。内与条口相平，当外膝眼（犊鼻）与外踝尖连线的中点。

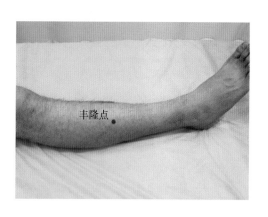

A.27.2 主治

痛风五针埋线主治痛风等。

A.28 压五针

A.28.1 定点

颈动脉窦点：甲状软骨上缘，第四颈椎横突前结节，相当于人迎穴。

降压点：第六、七颈椎棘突之间旁开2寸。

曲池点：曲肘成直角，肘横纹桡侧端与肱骨外上髁连线的中点。

太冲点：位于足背侧，第一、二跖骨结合部之前凹陷处。

足三里点：在小腿前外侧，当犊鼻下3寸，距胫骨前缘一横指（中指）。

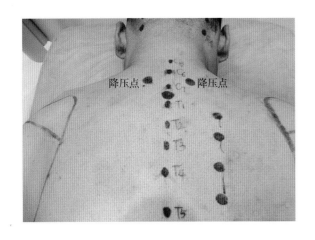
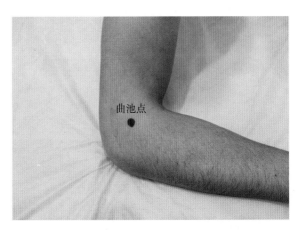

A.28.2 主治

压五针埋线主治高血压等。

A.29 脂五针

A.29.1 定点

星状神经节点：第六颈椎横突前结节略下方处。

丰隆点：位于小腿前外侧，外踝尖上8寸，胫骨前缘外二横指（中指）处。内与条口相平，当外膝眼（犊鼻）与外踝尖连线的中点。

足三里点：在小腿前外侧，当犊鼻下3寸，距胫骨前缘一横指（中指）。

三阴交点：在小腿内侧，当足内踝尖上3寸，胫骨内侧缘后方。

内关点：当曲泽与大陵的连线上，腕横纹上2寸，掌长肌腱与桡侧腕屈肌腱之间。

A.29.2 主治

脂五针埋线主治高脂血症等。

A.30 糖五针

A.30.1 定点

星状神经节点：第六颈椎横突前结节略下方处。

胰俞点：第八胸椎棘突下旁开 1.5 寸。

地机点：小腿内侧，当内踝尖与阴陵泉穴的连线上，阴陵泉穴下 3 寸

关元点：在下腹部，前正中线上，当脐下 3 寸。

内关上点：当曲泽与大陵的连线上，腕横纹上 4 寸，掌长肌腱与桡侧腕屈肌腱之间。

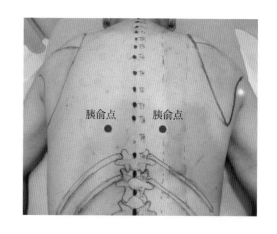

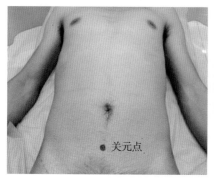

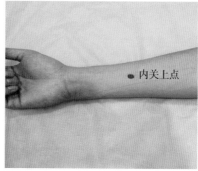

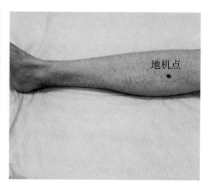

A.30.2 主治

糖五针埋线主治糖尿病等。

A.31 风五针

A.31.1 定点

星状神经节点：第六颈椎横突前结节略下方处。

颈动脉窦点：甲状软骨上缘，第四颈椎横突前结节，相当于人迎穴。

丰隆点：位于小腿前外侧，外踝尖上 8 寸，胫骨前缘外二横指（中指）处。内与条口相平，当外膝眼（犊鼻）与外踝尖连线的中点。

内关点：当曲泽与大陵的连线上，腕横纹上 2 寸，掌长肌腱与桡侧腕屈肌腱之间。

三焦俞点：第一腰椎棘突下旁开 1.5 寸。

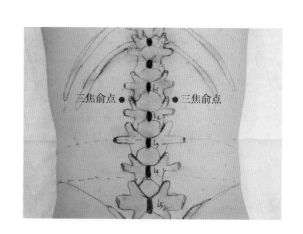

A.31.2 主治

风五针埋线主治中风等。

A.32 胖五针

A.32.1 定点

星状神经节点：第六颈椎横突前结节略下方处。

迷走神经点：乳突尖下方、寰椎横突前缘处。

丰隆点：位于小腿前外侧，外踝尖上8寸，胫骨前缘外二横指（中指）处。内与条口相平，当外膝眼（犊鼻）与外踝尖连线的中点。

足三里点：在小腿前外侧，当犊鼻下3寸，距胫骨前缘一横指（中指）。

内关点：当曲泽与大陵的连线上，腕横纹上2寸，掌长肌腱与桡侧腕屈肌腱之间。

A.32.2 主治

胖五针埋线主治肥胖症等。

A.33 眠五针

A.33.1 定点

星状神经节点：第六颈椎横突前结节略下方处。

安眠点：位于项部，当翳风穴和风池穴连线的中点。

内关点：当曲泽与大陵的连线上，腕横纹上2寸，掌长肌腱与桡侧腕屈肌腱之间。

心俞点：第五胸椎棘突下旁开1.5寸。

三阴交点：在小腿内侧，当足内踝尖上3寸，胫骨内侧缘后方。

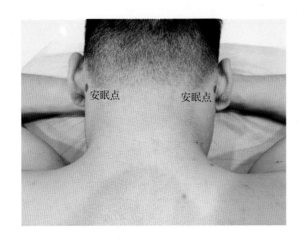
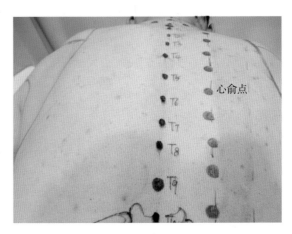

A.33.2 主治

眠五针埋线主治失眠等。

A.34 喘五针

A.34.1 定点

星状神经节点：第六颈椎横突前结节略下方处。

膻中点：前正中线，平第四肋间，两乳头连线的中点。

定喘点：俯卧位或正坐低头，第七颈椎棘突下，旁开 0.5 寸处。

肺俞点：第三胸椎棘突下旁开 1.5 寸。

肾俞点：第二腰椎棘突下旁开 1.5 寸。

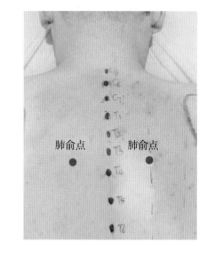

肺俞点　　肺俞点

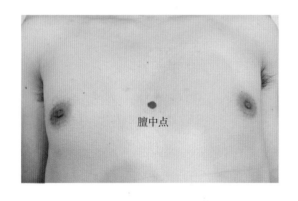

膻中点

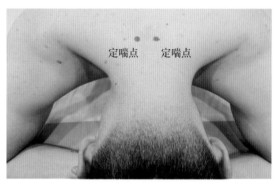

定喘点　　定喘点

A.34.2 主治

喘五针埋线主治哮喘等。

A.35 癣五针

A.35.1 定点

星状神经节点：第六颈椎横突前结节略下方处。

迷走神经点：乳突尖下方、寰椎横突前缘处。

膈俞点：第七胸椎棘突下旁开 1.5 寸。

肺俞点：第三胸椎棘突下旁开 1.5 寸。

风市前点：风市穴前 3 寸。

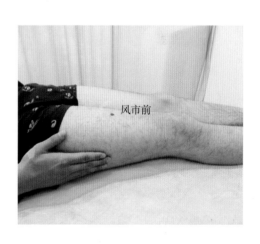

风市前

A.35.2 主治

癣五针埋线主治牛皮癣等。

A.36 荨五针

A.36.1 定点

星状神经节点：第六颈椎横突前结节略下方处。

迷走神经点：乳突尖下方、寰椎横突前缘处。

风门点：第二胸椎棘突下旁开 1.5 寸。

风市点：在大腿外侧部的中线上，当腘横纹上 7 寸。或直立垂手时，中指尖处。

风市前点：风市穴前 3 寸。

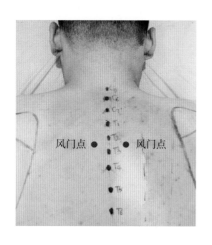 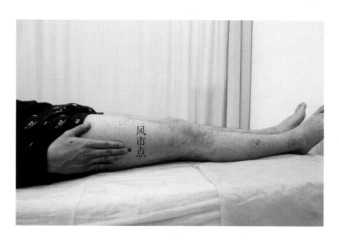

A.36.2　主治

荨五针埋线主治荨麻疹等。

A.37　痘五针

A.37.1　定点

星状神经节点：第六颈椎横突前结节略下方处。

蝶腭神经节点：颧弓下缘、下颌骨乙状切迹内、髁突与冠突之间略下方 1～2cm 处。

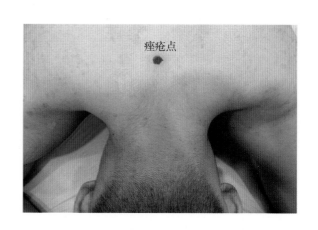

痤疮点：第七颈椎棘突下凹陷处。

肺俞点：第三胸椎棘突下旁开 1.5 寸。

血海点：在股前区，髌底内侧端上 2 寸，股内侧肌隆起处。

A.37.2　主治

痘五针埋线主治痤疮等。

A.38　疹五针

A.38.1　定点

星状神经节点：第六颈椎横突前结节略下方处。

迷走神经点：乳突尖下方、寰椎横突前缘处。

血海点：在股前区，髌底内侧端上 2 寸，股内侧肌隆起处。

丰隆点：位于小腿前外侧，外踝尖上 8 寸，胫骨前缘外二横指（中指）处。内与条口相平，当外膝眼（犊鼻）与外踝尖连线的中点。

风市前点：风市穴前 3 寸。

A.38.2　主治

疹五针埋线主治湿疹等。

A.39　褐五针

A.39.1　定点

星状神经节点：第六颈椎横突前结节略下方处。

蝶腭神经节点：颧弓下缘、下颌骨乙状切迹内、髁突与冠突之间略下方 1 ~ 2cm 处。

迷走神经点：乳突尖下方、寰椎横突前缘处。

肾俞点：第二腰椎棘突下旁开 1.5 寸。

太冲点：位于足背侧，第一、二跖骨结合部之前凹陷处。

A.39.2　主治

褐五针埋线主治黄褐斑等。

A.40　鼻五针

A.40.1　定点

蝶腭神经节点：颧弓下缘、下颌骨乙状切迹内、髁突与冠突之间略下方 1 ~ 2cm 处。

星状神经节点：第六颈椎横突前结节略下方处。

印堂点：在人体前额部，当两眉头间连线与前正中线之交点处。仰靠或仰卧位取穴。

迎香点：鼻翼外缘中点旁，当鼻唇沟中。

肺俞点：第三胸椎棘突下旁开 1.5 寸。

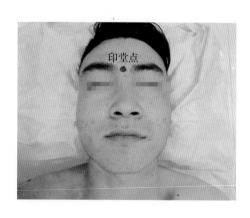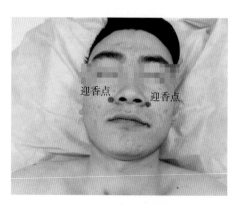

A.40.2　主治

鼻五针埋线主治鼻炎等。

A.41　咽五针

A.41.1　定点

蝶腭神经节点：颧弓下缘、下颌骨乙状切迹内、髁突与冠突之间略下方 1 ~ 2cm 处。

星状神经节点：第六颈椎横突前结节略下方处。

廉泉点：颈部，当前正中线上，结喉上方，舌骨上缘凹陷处。

天突点：当前正中线上，胸骨上窝中央。

少商点：在拇指桡侧指甲角旁 0.1 寸（点刺放血）。

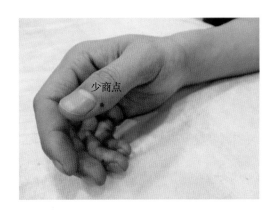

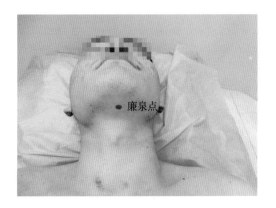

A.41.2　主治

咽五针埋线主治咽炎等。

A.42　咳五针

A.42.1　定点

星状神经节点：第六颈椎横突前结节略下方处。

肺俞点：第三胸椎棘突下旁开 1.5 寸。

天突点：当前正中线上，胸骨上窝中央。

膻中点：前正中线，平第四肋间，两乳头连线的中点。

八华点：以不易伸缩的绳子，取两乳间四分之

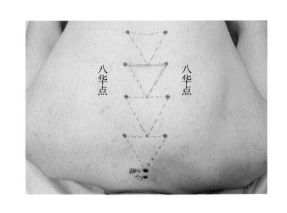

三的长度，后作一等边三角形，照样剪成等边三角形的纸片，将其一角置于大椎穴上，使其两下角同等高，两下角处为穴；再将此三角形纸片之一角置于上述两下角的中央，则其下端两角亦是穴。照样依次再量两次，共计在脊柱两侧得八穴，即八华点。

A.42.2　主治

咳五针埋线主治慢性支气管炎等。

A.43　挛五针

A.43.1　定点

蝶腭神经节点：颧弓下缘、下颌骨乙状切迹内、髁突与冠突之间略下方 1 ~ 2cm 处。

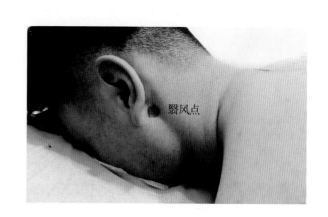

星状神经节点：第六颈椎横突前结节略下方处。

翳风点：在颈部，耳垂后方，乳突下端前方凹陷中。

颊车点：下颌角前上方，耳下大约一横指处，咀嚼时肌肉隆起时出现的凹陷处。

扳机点：面肌痉挛发作时的激发点。

A.43.2　主治

挛五针埋线主治面肌痉挛等。

A.44　痹五针

A.44.1　定点

蝶腭神经节点：颧弓下缘、下颌骨乙状切迹内、髁突与冠突之间略下方 1 ~ 2cm 处。

星状神经节点：第六颈椎横突前结节略下方处。

翳风点：在颈部，耳垂后方，乳突下端前方凹陷中。

颊车点：下颌角前上方，耳下大约一横指处，咀嚼时肌肉隆起时出现的凹陷处。

合谷点：在手背第一、二掌骨间，当第二掌骨桡侧的中点处。

A.44.2　主治

痹五针埋线主治面神经麻痹等。

A.45　癫五针

A.45.1　定点

迷走神经点：乳突尖下方、寰椎横突前缘处。

星状神经节点：第六颈椎横突前结节略下方处。

癫痫点：背部正中线，第一胸椎棘突与尾骨端连线的中点，相当于第九或者第十一胸椎棘突尖处。

鸠尾点：位于脐上七寸，剑突下 0.5 寸。

丰隆点：位于小腿前外侧，外踝尖上 8 寸，胫骨前缘外二横指（中指）处。内与条口相平，当外膝眼（犊鼻）与外踝尖连线的中点。

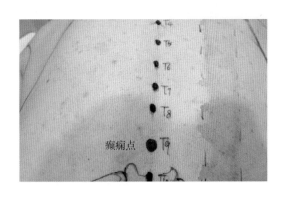
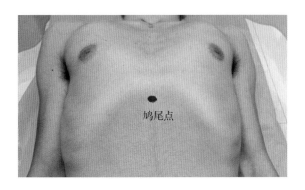

A.45.2 主治

癫五针埋线主治癫痫等。

A.46 眩五针

A.46.1 定点

星状神经节点：第六颈椎横突前结节略下方处。

定晕点：风池穴上 1 寸。

内关点：当曲泽与大陵的连线上，腕横纹上 2 寸，掌长肌腱与桡侧腕屈肌腱之间。

肝俞点：第九胸椎棘突下旁开 1.5 寸。

丰隆点：位于小腿前外侧，外踝尖上 8 寸，胫骨前缘外二横指（中指）处。内与条口相平，当外膝眼（犊鼻）与外踝尖连线的中点。

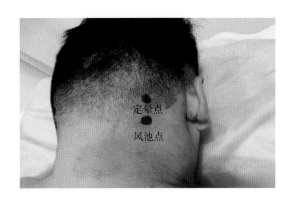
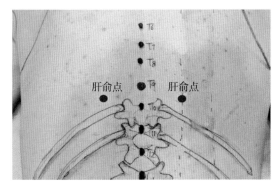

A.46.2 主治

眩五针埋线主治眩晕等。

A.47 郁五针

A.47.1 定点

迷走神经点：乳突尖下方、寰椎横突前缘处。

星状神经节点：第六颈椎横突前结节略下方处。

膻中点：前正中线，平第四肋间，两乳头连线的中点。

太冲点：位于足背侧，第一、二跖骨结合部之前凹陷处。

内关点：当曲泽与大陵的连线上，腕横纹上2寸，掌长肌腱与桡侧腕屈肌腱之间。

A.47.2 主治

郁五针埋线主治抑郁症等。

A.48 性五针

A.48.1 定点

迷走神经点：乳突尖下方、寰椎横突前缘处。

星状神经节点：第六颈椎横突前结节略下方处。

次髎点：在髂后上棘与后正中线之间，适对第二骶后孔。

举阳点：秩边与环跳连线中点（约当梨状肌下口处）。

阳痿点：肾俞上2.5寸，后正中线旁开1寸。

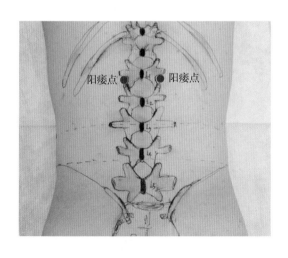 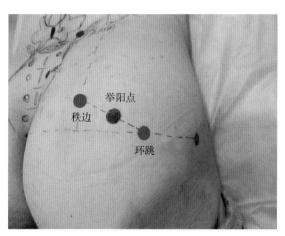

A.48.2 主治

性五针埋线主治性功能障碍等。

A.49 劳五针

A.49.1 定点

迷走神经点：乳突尖下方、寰椎横突前缘处。

星状神经节点：第六颈椎横突前结节略下方处。

足三里点：在小腿前外侧，当犊鼻下 3 寸，距胫骨前缘一横指（中指）。

脾俞点：第十一胸椎棘突下旁开 1.5 寸。

肾俞点：第二腰椎棘突下旁开 1.5 寸。

A.49.2 主治

劳五针埋线主治慢性疲劳综合征等。

A.50 更五针

A.50.1 定点

迷走神经点：乳突尖下方、寰椎横突前缘处。

星状神经节点：第六颈椎横突前结节略下方处。

次髎点：在髂后上棘与后正中线之间，适对第二骶后孔。

内关点：当曲泽与大陵的连线上，腕横纹上 2 寸，掌长肌腱与桡侧腕屈肌腱之间。

肾俞点：第二腰椎棘突下旁开 1.5 寸。

A.50.2 主治

更五针埋线主治更年期综合征等。

A.51 列五针

A.51.1 定点

迷走神经点：乳突尖下方、寰椎横突前缘处。

星状神经节点：第六颈椎横突前结节略下方处。

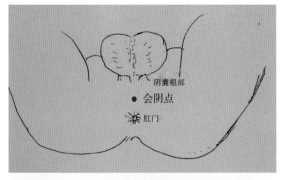

会阴点：阴囊根部与肛门连线的中点。

中极点：在下腹部，前正中线上，当脐中下 4 寸。

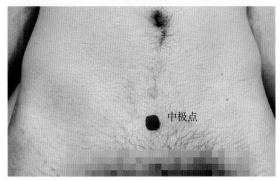

次髎点：在髂后上棘与后正中线之间，适对第二骶后孔。

A.51.2 主治

列五针埋线主治前列腺疾病等。

A.52 养五针

A.52.1 定点

迷走神经点：乳突尖下方、寰椎横突前缘处。

星状神经节点：第六颈椎横突前结节略下方处。

足三里点：在小腿前外侧，当犊鼻下 3 寸，距胫骨前缘一横指（中指）。

三阴交点：在小腿内侧，当足内踝尖上 3 寸，胫骨内侧缘后方。

肾俞点：第二腰椎棘突下旁开 1.5 寸。

A.52.2 主治

养五针埋线可以进行养生保健等。

A.53 泻五针

A.53.1 定点

星状神经节点：第六颈椎横突前结节略下方处。

天枢点：腹部，肚脐旁开 2 寸。

曲池点：曲肘成直角，肘横纹桡侧端与肱骨外上髁连线的中点。

足三里点：在小腿前外侧，当犊鼻下 3 寸，距胫骨前缘一横指（中指）。

上巨虚点：在小腿前外侧，当犊鼻下 6 寸，距胫骨前缘一横指（中指）。

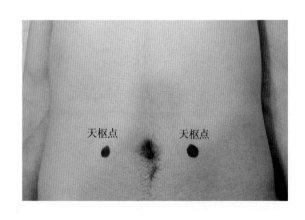 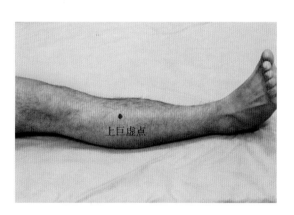

A.53.2 主治

泻五针埋线主治腹泻等。

A.54 痔五针

A.54.1 定点

星状神经节点：第六颈椎横突前结节略下方处。

二白点：在前臂区，腕掌侧远端横纹上 4 寸，桡侧腕屈肌腱的两侧。

足三里点：在小腿前外侧，当犊鼻下 3 寸，距胫骨前缘一横指（中指）。

上巨虚点：在小腿前外侧，当犊鼻下 6 寸，距胫骨前缘一横指（中指）。

承山点：在小腿后区，腓肠肌两肌腹与肌腱交角处。

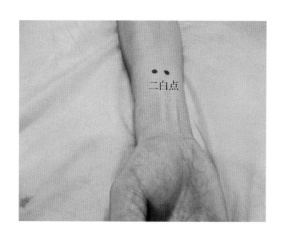
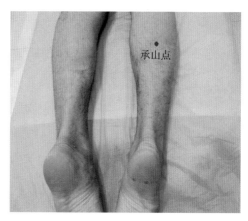

A.54.2　主治

痔五针埋线主治内痔、外痔、混合痔等。

下图为背俞穴位置图，供读者参考。

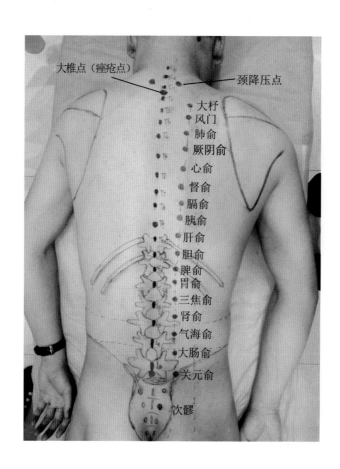

附录 B

（规范性附录）

局部浸润麻醉方法

B.1 常用药物

0.25% ~ 0.5% 盐酸利多卡因注射液，50 ~ 300mg。

B.2 方法

在拟操作的部位皮内注药形成一皮丘。如需扩大范围，则再从皮丘边缘进针注药形成第二个皮丘，最终形成一连串皮丘带。故局麻药只有第一针刺入时才有痛感，此即为"一针技术"。

必要时作分层注射，即由皮丘按解剖层次向四周及深部扩大浸润范围。

每次注药前应回抽注射器，以免注入血管内。

附录 C

（规范性附录）

断针的预防及处理方法

C.1 施术者应冷静，嘱患者不要恐惧，并保持原有体位，防止埋线针刀残端向机体深层陷入。

C.2 若皮肤外尚有埋线针体残端，可用镊子钳出，若埋线针刀残端与皮肤齐平或稍低，但仍能看到残端时，可用拇、食两指按压埋线针刀两边的皮肤，使之下陷，使埋线针刀残端露出皮肤，再用镊子钳出。

C.3 埋线针刀残端完全没入皮肤表面，若残端附近是坚硬的骨面，可用力下压埋线针刀两侧的皮肤，借骨面将残端顶出皮肤；若残端附近是软组织，可捏住该部肌肉，将残端向上托出。

C.4 若残端很短，埋入人体深部，体表无法触及，应采用外科手术方法取出。手术宜就地进行，不宜进行搬动移位。必要时，可借助 X 射线定位。

附录 D

（规范性附录）

埋线后线头暴露体外的处理

D.1 可将线头抽出重新操作。

D.2 如果线头暴露较短，可用拇、食指指腹提捏施术部位组织，使线头进入机体体内；若线头暴露较长，可用持针器夹紧暴露的线头，用剪刀紧贴皮肤剪断暴露的部分。

附录 E

（规范性附录）

埋线针刀术后反应的处理

E.1 在术后 1 ~ 5 日内，由于损伤及线的刺激，埋线针刀局部出现红、肿、热、痛等无菌性炎症反应，少数病人反应较重，伤口处有少量渗出液，此为正常现象，一般不需要处理。若渗液较多，可按疖肿化脓处理，进行局部的排脓、消毒、换药，直至愈合。

E.2 局部出现血肿一般先予以冷敷止血，再行热敷消瘀。

E.3 少数病人可有全身反应，表现为埋线后 4 ~ 24 小时内体温上升，一般在 38℃左右，局部无感染现象，持续 2 ~ 4 日后体温可恢复正常。如出现高热不退，应酌情给予消炎、退热药物治疗。

E.4 由于埋线针刀疗法间隔较长，宜对埋线针刀患者进行不定期随访，了解患者埋线针刀后的反应，及时给出处理方案。

E.5 如病人对线过敏，治疗后出现局部红肿、瘙痒、发热等反应较为严重，甚至切口处脂肪液化，线体溢出，应适当作抗过敏处理，必要时切开取线。

附件1

甘肃省针灸学会文件

甘针会发〔2017〕13号

关于通过《埋线针刀技术操作规范（试行本）》
发布施行的决定

各有关单位：

　　甘肃省针灸学会为了使埋线针刀疗法临床应用的更加规范、安全，促进埋线针刀疗法的推广应用，经甘肃省针灸学会组织专家多次讨论、论证及修改，甘肃省针灸学会决定发布施行《埋线针刀技术操作规范（试行本）》。

　　附件：《埋线针刀技术操作规范（试行本）》

甘肃省针灸学会

二○一七年十一月二十二日

附件 2

关于对埋线针刀技术操作规范编制和实施的意见

穴位埋线疗法借助埋入线体对穴位持续刺激作用，有效加强了埋线疗法的治疗效应，是针灸留针理念的延伸和发展。在甘肃省针灸学会的指导下，甘肃省针灸学会穴位埋线专业委员会在甘肃省大力推广和使用穴位埋线疗法，规范了技术操作，提高了临床疗效。杨才德副主任医师结合穴位埋线与针刀疗法的临床优势，发明了新型埋线工具——埋线针刀，该技术融合了穴位埋线和针刀松解的综合作用，是中西医结合的微创介入疗法，在针灸临床中得到较为广泛的应用和推广。

埋线针刀疗法具有穴位埋线、针刀松解、穴位注射的多重作用，解决了线体排异反应和外科缝线吸收缓慢等埋线技术的关键问题，融合了即刻松解与长效针刺的叠加效应，有效降低了神经血管等特殊部位的操作风险，显著提高了临床疗效。

以杨才德主任为首的项目组在多方征求针灸临床专家、解剖专家意见的基础上，结合临床实践，编写制定了《埋线针刀技术操作规范》，主要内容包括规定埋线针刀技术操作适用范围、术语和定义、操作步骤与要求、注意事项、适宜病证、禁忌和施术过程中可能出现的不良反应及处理措施。该规范编制的目的在于为埋线针刀临床操作提供技术规范，促进埋线针刀疗法的推广应用。

结合甘肃省针灸学会组织相关专家的讨论意见，建议该规范作为试行稿，由甘肃省针灸学会发布施行。为确保临床操作规范和安全，建议该规范由具备中医执业医师资格，并经过甘肃省针灸学会穴位注射埋线专业委员会规范培训、考核合格的临床医师使用和操作。